건강보조식품, 왜 먹어야 하는가?

건강보조식품, 왜 먹어야 하는가?

초 판 발행 2011년 03월 05일
개정판 발행 2024년 09월 10일

지은이 박영미
펴낸이 이태규
북디자인 강민정 • **영업마케팅** 유수진 • **전자책** 김진도

발행처 아이프렌드
주소 대전광역시 서구 괴정로 107 연흥빌딩 201호 (괴정동 53-10번지)
전화 042-485-7844 **팩스** 042-367-7844
주문전화 070-7844-4735~7
홈페이지 www.ifriendbook.co.kr
출판등록번호 제 305 호

ⓒ박영미 (저작권자와 맺은 특약에 따라 검인을 생략합니다.)
ISBN 978-89-6204-322-8 (03510)

이 책은 저작권법에 따라 보호받는 저작물이므로 무단 전재와 무단 복제를 금지하며,
이 책 내용의 전부 또는 일부를 이용하려면 반드시 저작권자와 아이프렌드의
서면동의를 받아야 합니다.

• 값은 뒤표지에 있습니다.
• 잘못된 책은 구입처에서 바꾸어 드립니다.

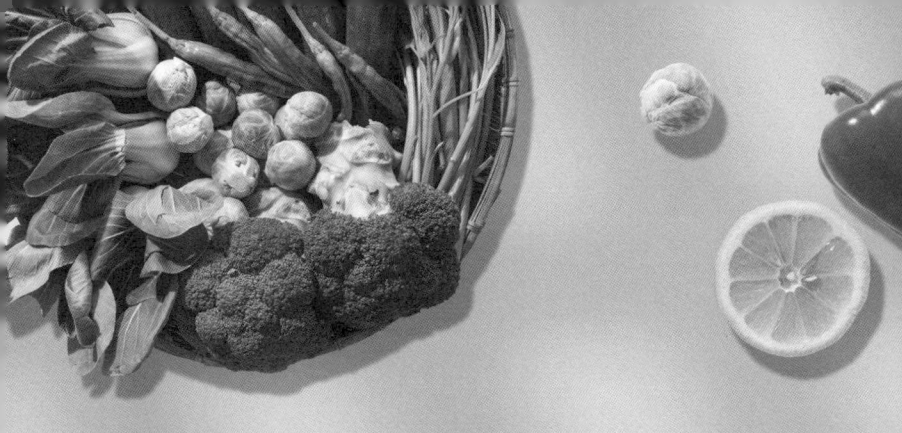

건강보조식품,
왜 먹어야 하는가?

현대사회에서 필수적인 건강보조식품 제대로 알고 먹자!

오늘날 우리는 현대인의 라이프스타일과 사회 환경이 변화되면서 하루중 섭취하는 칼로리가 일부 영양소에 편중되어 있거나, 꼭 필요한 영양소임에도 불구하고 충분히 섭취하지 못해 영양 불균형 상태에 놓여 있다. 건강보조식품 섭취를 통해 부족한 영양소를 보충하자!

저자 **박 영 미**

| 머리말 |

건강을 도와주는 건강보조식품

　인간은 나무처럼 엽록소를 통해 스스로 밥을 만들어낼 수 있는 존재가 아니기 때문에 생명 유지에 필요한 에너지를 얻기 위해 음식물을 섭취해야 한다. 이에 따라 성인 남성은 2,500킬로칼로리, 성인 여성은 2,000킬로칼로리를 기준으로 해서 하루에 필요한 각각의 영양소, 즉 탄수화물, 단백질, 지방, 비타민, 미네랄, 식이섬유 등의 필요섭취량이 정해져 있다.

　문제는 현대인의 라이프스타일과 사회 환경이 변화되면서 현대인이 섭취하는 칼로리가 일부 영양소에 편중돼 있거나, 꼭 필요한 영양소임에도 불구하고 충분히 섭취하지 못해 영양 불균형 상태에 놓여있다는 점이다. 그 원인을 좀 더 구체적으로 살펴보자.

첫째, 늘 시간에 쫓기는 현대인은 하루 세 끼를 규칙적으로 섭취하지 못할 뿐 아니라 심지어 건너뛰기도 한다. 둘째, 설사 충분한 식사를 할지라도 화학비료의 남용에 따른 지력 약화와 상대적으로 영양소 함량이 떨어지는 교배종의 대량 경작으로 인한 영양소 감소로 건강유지에 필요한 필수영양소들을 충분히 섭취하지 못한다. 셋째, 동물성 지방과 단백질, 정백가공된 탄수화물은 과다 섭취하는 반면 이러한 칼로리원을 소화하고 에너지원으로 사용하는 데 필요한 비타민, 미네랄 등의 미량영양소 섭취량은 갈수록 줄어들고 있다. 이런 까닭에 현대인은 여러 가지 성인병의 위협에 고스란히 노출되어 있다.

원인이야 어찌되었든 섭취하는 영양소가 부족하다면 식사를 제외한 다른 식품으로라도 보충을 하는 것이 마땅하다. 현대인에게 비타민, 미네랄, 단백질, 식이섬유 등의 필수영양소를 농축해 섭취하기 쉽도록 만든 건강보조식품이 절실한 이유가 바로 여기에 있다.

현재 '내가 앓고 있는 병'은 그동안 내가 살아오면서 지속해온 삶의 결과물이자 잘못된 생활습관이 낳은 폐해이다. 즉, 과거에 뿌린 씨앗을 지금 거두고 있는 셈이다. 건강은 어느 한순간에 확 잃게 되는 것이 아니라 좋지 않은 식습관, 운동 부족, 나쁜 생활태도 등이 서서히 쌓여 문제가 발생하는 것이다. 알고 있다시피 오늘날 수많은 현대인이 운동 부족과 만성피로의 악순환 속에서 살아가고 있다. 이것이 염려되는 이유는 지금 당장은 아닐지라도 머지않아 그것이 낳을 문제가 뻔하기 때문이다.

뭐니 뭐니 해도 우리 몸의 건강을 유지하는 데 가장 큰 역할을 하는 것은 '음식물'이다. 우리가 무엇을 먹는가에 따라 우리 몸이 만들어지기 때문이다. 튼튼한 건축물을 지으려면 좋은 건축자재를 써야 하듯 튼튼한 몸과 정신을 위해서는 건강한 음식물을 섭취해야 한다. 만약 음식물로 균형 잡힌 영양소를 섭취하는 것이 어렵다면 건강보조식품의 도움을 받는 것이 바람직하다.

≪건강보조식품, 왜 먹어야 하는가?≫는 이러한 관점에서 건강보조식품의 필요성을 살펴보고 있다. 물론 가장 중요한 것은 음식물을 통해 영양소를 골고루 섭취하는 일이다. 하지만 오늘날에는 그러한 여건이 허락되는 현대인이 드문 형편이므로 그 대안으로 건강보조식품의 섭취를 권한다. 이 책은 건강보조식품 섭취를 통해 부족한 영양을 보충하는 것이 왜 중요한지 그 이유를 설명하고 있다. 부디 이 책이 건강을 유지하고 활기찬 삶을 살아가는 데 조금이라도 보탬이 되었으면 하는 바람이다.

저자 박 영 미

| 차례 |

머리말 건강을 도와주는 건강보조식품 … 4

제1장 현대 산업사회의 일원으로서 건강하게 살아가기 … 12

제2장 영양보충제, 왜 먹어야 하는가? … 22

1. 비타민 보충제의 필요성
2. 미네랄 보충제를 먹어야 하는 이유
3. 우리 몸은 칼슘 보충제를 필요로 한다
4. 왜 글루코사민 관절 보충제를 먹어야 하는가?
5. 장 청소와 관련된 보충식품은 왜 필요한가?
6. 다이어트, 미용보다 건강을 위해 꼭 필요하다

제3장	음식물의 90% 이상이 가공식품인 이유	58
제4장	밥이 보약이 될 수 있게 하자	68
제5장	건강보조식품의 존재 이유	78
제6장	내 몸을 고치는 '신'	84

제1장

현대 산업사회의 일원으로서 건강하게 살아가기

제1장

현대 산업사회의 일원으로서 건강하게 살아가기

"한 번의 예방이 백 번의 치료보다 낫다."는 말처럼 예방은 가래로 막을 것을 호미로 막게 해준다. 특히 건강을 잃으면 모든 것을 잃는 것이나 마찬가지이므로 건강관리의 중요성은 아무리 강조해도 지나치지 않는다. 건강 유지 및 관리에서 무엇보다 주목해야 할 것은 건강보조식품이다. 평소에 건강보조식품으로 영양의 균형을 조절하면 이미 갖고 있는 신체상의 불편함을 누그러뜨릴 수 있는 것은 물론, 다른 병이 생기는 것도 막을 수 있다.

오늘날 우리 주변에는 먹을거리가 넘쳐나고 있다. 따라서 언뜻 생각하기에 영양 결핍이라는 것은 있을 수 없는 일처럼 느껴진다. 물론 우리는 과거에 비해 월등하게 잘 먹고 있지만 그렇다고 영양을 골고루 섭취하고 있는 것은 아니다. 오히려 영양이 한쪽으로 치우쳐 영양 불균형 상태에 놓여 있다. 건강보조식품 섭취가 건강하고 활기찬 삶을 위한 영양 보급 방법 중 하나로 떠오르고 있는 이유가 바로 여기에 있다.

실제로 우리는 건강보조식품으로부터 영양상의 이점을 얻어야 할 만큼 건강을 유지하기 힘든 식생활을 하고 있다. 바쁜 현대인들은 음식물을 통해 필요한 영양소를 균형 있게 충분히 공급받지 못하고 있는 것이다. 그보다는 인스턴트식품, 화학첨가물이 많이 들어간 식품, 그밖에 영양적으로 불균형을 이루는 식품을 섭취하는 경우가 더 많다. 영양소 중에서도 특히 효소, 필수비타민, 미네랄, 여러 가지 식물영양소, 아미노산처럼 반드시 음식물에서 섭취해야 하는 영양소조차 충분히 섭취하지 못하고 있는 실정이다.

더욱 심각한 것은 영양의 균형을 고려해 아무리 음식물

을 골고루 섭취할지라도 기대만큼 영양소를 공급받기 힘들다는 데 있다. 그것은 환경오염과 공해로 토양이 오염되면서 농산물 자체에 충분한 영양이 들어 있지 않기 때문이다. 가령 과거와 똑같이 시금치 한 단을 먹을지라도 오늘날에는 과거와 같은 수준의 영양소를 섭취할 수 없다.

이러한 문제를 극복하는 데 도움을 주는 것이 바로 깨끗한 토양에서 재배된 식물이나 약용 동식물을 원료로 해서 만든 건강보조식품이다.

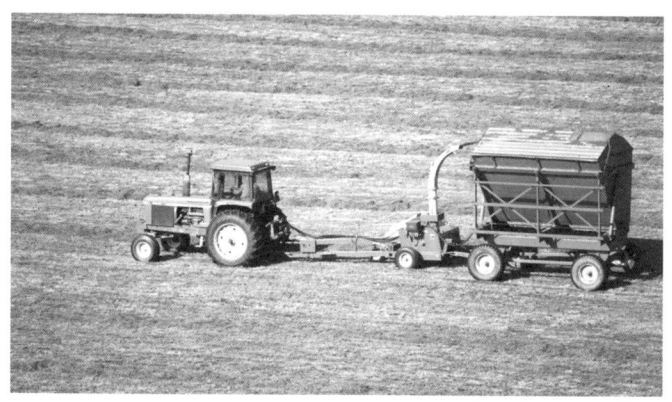

모든 비타민과 미네랄 영양소는 체내에서 마치 거미줄처럼 얽혀 서로에게 영향을 주고받으며 작용한다. 그렇기 때문에 어느 한 영양소가 부족하면 다른 영양소가 제 기능을 100퍼센트 발휘하지 못한다. 인체의 화학공장은 전체 영양소가 골고루 구비되어야 제대로 작동하도록 되어 있다. 어느 것 하나라도 부족하면 기름칠을 하지 않은 기계처럼 삐거덕거리다가 문제를 일으키고 만다. 바로 이것이 영양소 하나하나가 어디에 좋다고 분명히 말할 수 없는 이유다. 또한 어느 영양소 하나를 배제한 채 그 효과를 실험하기가 곤란한 까닭도 여기에 있다.

　우리는 주변에서 2, 30대 시절을 브레이크 없는 자동차처럼 앞만 보고 달려온 사람이 40대에 접어들어 탈이 나는 경우를 흔히 볼 수 있다. 40대에 이르러 비록 자기 분야에서 성공을 거두긴 했지만 그것을 담보로 건강과 생명을 잃은 사람들의 생활방식에는 어느 정도 공통점이 있다. 그것은 바로 가장 중요한 것을 맨 뒤로 미뤄둔 탓에 성공의 빛이 퇴색한다는 점이다.

어리석게도 사람들은 남보다 잘 먹고 잘 살기 위해 혹은 좀 더 행복해지기 위해 '건강'에 가장 덜 투자하고 심지어 등한시한다. 덜컥 병에 걸리고 나서야 인생을 되돌아보는 우를 범하는 것이다. 물질적으로 아무리 풍요로워져도 건강을 잃으면 내 손에 쥘 수 있는 것은 허무함과 허탈함뿐이다. 건강을 잃고 난 뒤에 껍데기 풍요를 깔고 앉는 것은 아무런 의미가 없다.

일단 몸에 문제가 발생하면 사람들은 의사를 찾아간다. 의사는 문제의 원인을 알고 있을 거라는 믿음으로 현대의학의 기술적이고 기계적인 치료법에 희망을 거는 것이다. 환자가 찾아오면 의사는 몇 밀리미터 단위까지 쪼개 볼 수 있는 첨단기계를 사용해 환자의 몸을 검사한 다음 그 측정 결과를 토대로 건강과 질병 상태를 구분한다. 이때 현대의학의 과학적 논리는 '모든 인간의 질병은 정신, 육체, 환경의 상호작용으로 일어나는 것'이라는 점을 무시한다. 물론 일부 의사는 이러한 진리를 설득하기 위해 주사와 약을 쥐어주는 동시에 환자 자신이 해야 할 일들을 꼼꼼하게 설명한다. 예를 들면 건강을 해치게 된 근본적인 원인, 즉 잘못된 생활방식이나 식습관을 버리고 건강한 생활을 해야 한다고 가르친다. 하지만 환자는 대개 이를 무시하고 지키지 않는다.

또 다른 의사는 환자가 아무리 불편함을 호소해도 기계적인 수치가 정상이라는 것에 얽매여 그것만 강조하며 별다른 이상이 없다고 말한다. 이에 만족하지 못한 환자는 다른 병원을 찾아가지만 결국 같은 말만 되풀이해서 듣게 된다.

현대의학에 실망한 사람들은 보통 민간요법에 의존한다. 그러나 몸에 좋다는 약을 죄다 먹어 보고 효험이 있다는 방법을 몽땅 시도해 봐도 별다른 효과가 없으면 그만 지쳐 버리고 만다. 이렇게 건강 미신에 빠져 허우적대다 오히려 건강을 악화시키는 경우도 있다. 이런저런 방법에 의존하면서 돈과 시간을 축내며 몇 년을 버티다가 결국 견디기 힘들어지면 다시 병원을 찾는다. 이때 대개는 의사로부터 절망적인 얘기를 듣는다.

현대 산업사회에서 만성퇴행성질환, 그중에서도 특히 암은 결코 남 얘기가 아니다. 어느새 그것은 지구촌 전체가 암과의 전쟁을 벌이고 있을 정도로 흔한 질병이 되어 버렸다. 이처럼 불완전한 건강사회를 살아가는 우리가 자기 건강을 지키는 주체로서 스스로 자아를 확립하려면 건강할 때 건강의 법칙을 연구해야 한다. 또한 식생활을 개선하고 일상적인 식생활에서 부족하기 쉬운 영양소를 건강보조식품을 통해 보충함으로써 건강한 삶을 영위해나가야 한다.

제2장

영양보충제,
왜 먹어야 하는가?

제2장

영양보충제,
왜 먹어야 하는가?

 내 몸에 발생한 질병에 대한 진단은 병원의 의사보다 내가 내리는 것이 옳지 않을까? 의사는 내가 지금까지 무엇을 먹고 어떤 환경에서 살아왔는지 알지 못한다. 한마디로 의사는 나를 모른다. 건강은 한 대의 페니실린 주사나 한 번의 메스로 해결되는 것이 아니다. 인체의 건강은 '오늘 내가 무엇을 먹고 어떻게 생활했는가'로 만들어진다. 균형 있는 영양소 섭취가 내 몸을 만들어간다는 의미다.
 모든 건강보조식품의 목적은 바쁜 현대인의 식탁에서 자칫 빠지기 쉬운 영양을 공급하는 데 있다. 가령 오늘 한 끼를 라면으로 해결했거나 콜라 혹은 피자를 먹었다면 건강보조식품으로 식탁 위의 음식물이 채워 주지 못한 영양소를 챙겨야 한다. 그것이 자신의 건강을 책임지는 지혜로운 자세다.

 현대사회를 흔히 '반쪽 건강사회'라고 말하는 이유는 잘못된 식생활로 인한 영양의 불균형으로 30대가 되면 너나 할 것 없이 몸에 한 두 가지의 문제를 쌓아가기 때문이다. 이러한 반쪽 건강사회로부터 벗어나려면 어떻게 해야 할까? 건강한 삶을 위해 우리가 실천해야 하는 것은 무엇일까? 이 책의 목적은 이처럼 근본적인 질문을 던지고 건강의 법칙을 스스로 발견할 수 있도록 건강 메시지를 전달하는 데 있다.

 현대인이 반쪽 건강 상태에 빠지게 된 가장 직접적이고 구체적인 원인은 산업사회의 발달에 있다. 산업사회는 우리에게 풍요와 안락한 삶을 제공해주는 동시에 그러한 삶을 담보로 우리의 건강을 송두리째 뒤흔들고 있다. 편리함과 안락함을 무기로 한 산업사회가 우리의 먹을거리를 재배하는 농업은 물론 식품산업 곳곳에 파고들어 우리의 식탁을 완전히 점령해버린 것이다. 기계화, 문명화가 낳은 폐해는 자연에만 영향을 미치는 것이 아니라 곧바로 우리에게 직격탄을 날리고 있다. 이제 식탁은 우리의 의지와 상관없이 인스턴트식품과 화학첨가물이 범벅된 식품, 어떤 결과를 유발할지 모르는 유전자변형 식품으로 가득 차 있다.

'건강'은 모든 이들의 영원한 화두다. 그것은 우리가 살아가는 동안 평생 뇌리에서 사라지지 않는 중요한 문제 중 하나다. 그렇다면 우리는 건강의 원리와 법칙, 나아가 건강을 잃었을 때 어떻게 해야할 것인가에 대해 구체적이고 체계적인 건강 매뉴얼을 알아둘 필요가 있다. 구체적인 건강관리 요령과 더불어 우리가 무엇을 실천하며 살아가야 하는지 배우고 익혀야 한다는 말이다.

1. 비타민 보충제의 필요성

일본 호카이도 농업연구소의 발표에 따르면 호카이도 섬의 한 밭에서 자라는 시금치 100그램 중에 함유된 비타민 C의 양에 많은 변화가 일어났다고 한다. 일본이 산업화되기 이전인 1950년과 산업화가 한창 무르익은 1994년에 동일한 환경에서 재배된 시금치에 함유되어 있는 비타민 C가 150밀리그램에서 14밀리그램으로 현격히 감소했던 것이다.

이러한 변화는 우리에게 많은 것을 시사해준다. 물론 이 조사는 비닐하우스가 아닌 토양에서 재배된 시금치를 대상으로 한 것이다. 우리는 야채를 비타민과 미네랄의 보고(寶庫)로 알고 있지만 과학적 통계치가 보여주는 결과는 우리의 생각과 거리가 멀다. 그렇다면 호카이도에서 재배된 시금치의 영양소가 현저하게 낮아진 이유는 무엇일까?

첫째, 산성비로 인해 지표층의 미네랄들이 강한 산성을 띤 빗물에 녹아 바다로 쓸려가 버렸다.

둘째, 화학비료와 농약의 과다 사용으로 토양의 영양소 자체가 사라졌다. 화학비료와 농약은 작물을 키우고 병충

해로부터 작물을 지키는 데 도움을 주지만 동시에 지표층의 유익한 균까지 박멸시킴으로써 흙에게 도움을 주는 유익한 균이 흙을 분해해 식물이 성장하는 데 밑거름이 되는 미량원소들을 합성할 수 없게 되었다.

셋째, 농업이 더 이상 가족이 먹기 위한 것이 아니라 시장에 팔기 위한 것으로 바뀌면서 질보다 양을 우선시하게 되었다. 즉, 농업 생산물의 질이 아닌 양에 더욱 신경 쓰게 되면서 퇴비를 만들어 땅을 건강하게 하는 농사법은 사라지고 화학비료와 농약에 의존하는 비율이 급격히 높아졌다. 이에 따라 퇴비를 통해 환원되던 자원을 공급받지 못하게 되자 작물을 키우기 위해 보유하고 있는 흙의 미량원소들이 갈수록 심각하게 고갈되고 있다. 이런 이유로 시금치는 물론 우리가 먹는 야채와 과일에 비타민이 현저히 줄어들고 있다.

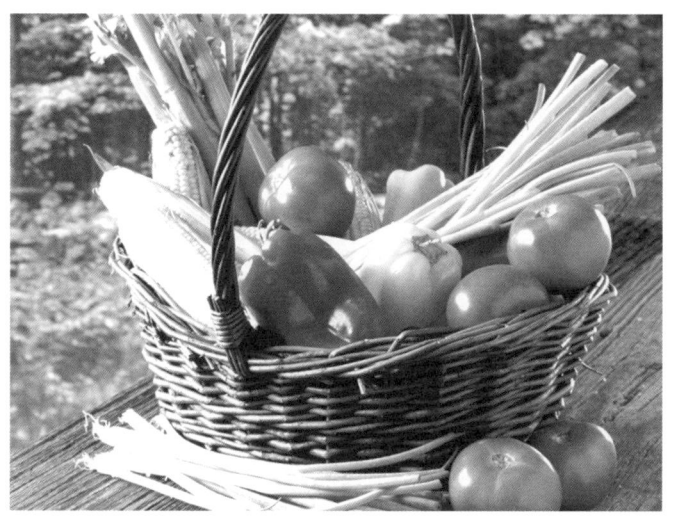

 미국의 일부 지역을 연구한 전문가들의 보고 내용에 따르면 토양 양분의 고갈로 인해 시금치 100그램에 함유된 철분의 양이 1948년에서 1973년 사이에 70분의 1로 줄어들었다고 한다. 마이클 콜건(Michael Colgan) 박사의 저서 ≪당신의 비타민 프로파일≫에 따르면 영양학계 권위자들이 조리하지 않은 당근 3.5온스에 함유된 베타카로틴(비타민 A)의 양이 18,000IU에서 70IU까지 차이가 있음을 밝혀냈다고 한다.

이러한 각종 연구 보고서의 내용이 모두 사실이라면 우리는 배부르게 음식물을 섭취하긴 하지만 정작 몸이 필요로 하는 영양분은 늘 부족한 상태에 놓이게 된다. 더구나 요즘에는 제철과일이나 제철야채라는 말이 무색할 정도로 비닐하우스에서 수경재배 혹은 다른 여러 가지 농업과학 기술을 토대로 야채를 재배해 계절과 상관없이 출하시키고 있다. 이들 야채는 모양은 그럴싸하지만 과연 그 속에 영양소를 얼마나 함유하고 있을지는 의문이다.

비타민은 미량원소로 그 자체만으로는 에너지를 공급하지도, 몸을 구성하는 요소로 작용하지도 않는다. 그러나 이 영양소를 충분히 섭취하지 않거나 한 종류라도 결핍되면 체내에서 일어나는 여러 가지 대사에 지장을 초래해 병을 유발하게 된다. 즉, 비타민은 단백질, 탄수화물, 지방이 에너지로 변할 때 효소 작용을 하기 때문에 인체의 화학공장 시스템에서 결코 빠뜨릴 수 없는 중요한 영양소다.

우리 몸에 필요한 비타민 중에서 대표격이라 할 수 있는 비타민 C의 생리적 작용만 보더라도 비타민의 미량영양소가 인체에 얼마나 중요한지 단박에 알 수 있다. 미국 건강재단의 연구에 따르면 비타민 C는 위암의 근원이 되는 발암물질 생성을 억제하는 작용을 한다고 한다.

단백질의 분해 산물인 아민류와 가공육, 어육연제품 등에 첨가되는 발색제인 아질산염(아질산나트륨)이 결합하면 니트로사민이라는 강력한 발암물질이 생성되는데, 이러한 반응은 산성에서 쉽게 일어나기 때문에 주로 위에서 발생한다(위의 산도가 이런 반응을 일으키는 데 꼭 알맞기 때문이다). 하지만 비타민 C는 아민과 아질산염의 결합을 억제하는 작용이 있어 니트로사민이라는 발암물질의 생성을 막아준다. 특히 생선을 즐겨 먹는 경우에는 비타민 C의 섭취가 더욱 중요한데, 그 이유는 생선 단백질로 인해 니트로사민이 다량 생성되기 때문이다. 비타민 C를 섭취할 경우 그것이 40분의 1로 줄어든다는 연구 보고가 있다.

비타민 C의 효능과 관련해 체코슬로바키아의 어느 고령자 의료시설에서 82명을 대상으로 1년에 걸친 장기적인 실험을 시행했다. 이때 실험 대상자들에게 매일 비타민 C를 1그램씩 투여하자 절반 정도의 사람에게서 혈액 중의 콜레스테롤 수치가 낮아지는 현상이 나타났다. 특히 콜레스테롤 수치가 높았던 사람일수록 현저한 효과가 나타나 40퍼센트 가까이 내려갔다는 보고가 있다.

실제로 비타민 C는 콜레스테롤을 담즙산으로 바꾸는 작용을 촉진시킨다. 다시 말해 혈액 중의 콜레스테롤을 간장으로 보내 담즙산으로 만든 다음 십이지장을 통해 내보내는 역할을 한다. 이처럼 콜레스테롤을 낮추는 비타민 C의 효과는 죽상동맥경화증(동맥경화증의 일반적인 양상) 해소에도 도움이 된다.

비타민 C의 생리적 및 약리적 작용은 이 정도에서 그치지 않는다. 비타민 C는 인터페론, 면역글로불린, 부신피질호르몬 등 바이러스나 세균 침입에 대항하는 저항물질의 합성을 촉진하는 작용이 있어 암을 비롯해 감기바이러스,

간염바이러스 등에 유효하다. 그뿐 아니라 최근에는 비타민 C가 바이러스의 아미노산 고리를 절단하는, 다시 말해 바이러스 자체를 파괴하는 위력을 발휘한다는 사실이 밝혀졌다.

라이너스 폴링(Linus Pauling, 노벨 화학상과 노벨 평화상을 수상한 미국의 물리화학자) 박사는 감기 초기에 30분마다 1그램씩의 비타민 C를 10회 정도 먹으면 여러 날 고생할 감기도 하룻밤 만에 이겨낼 수 있다고 말했다.

비타민 C는 콜라겐 합성을 촉진해 암 조직의 확장을 억제하고 디스크나 퇴행성 관절증 등 골 조직의 노화를 억제하는 데 유효하다. 또한 비타민 C는 비타민 E와 함께 작용해 '치토크롬 P450'이라는 체내 해독효소를 만드는 데도 기여한다. 이 효소는 중금속 등의 지용성 물질을 수용성으로 바꿔 신장을 통한 배설이 용이해지도록 하는 역할을 한다. 한마디로 비타민 C는 지용성 공해오염 물질의 체외배설을 돕는 것이다.

그뿐 아니라 비타민 C는 항산화 작용과 유리기 포착 작용이 강력해 맹독성의 과산화지질 생성을 억제함과 동시에 과산화지질의 독성을 줄여준다. 이러한 작용은 암을 비롯해 심장병, 신장병, 뇌졸중, 동맥경화증 등 일반적인 성인병에 도움을 줄 수 있다는 근거가 된다. 심지어 비타민 C는 무좀균에 대해서도 상당한 억제 효과가 있다. 라이너스 폴링 박사에 따르면 비타민 C는 지능 수준을 높이는 데도 커다란 역할을 한다고 한다.

비타민 C는 공해로부터 건강을 지켜주는 힘이 있으며 각종 바이러스의 침입으로부터 신체를 보호해준다. 또한 수술을 할 때 수혈에 따른 B형 간염바이러스 감염을 98퍼센트나 방지해주고 초기의 디스크를 치유하며 뇌출혈을 방지한다. 나아가 비타민 C 1그램에는 인슐린 2단위에 상응하는 혈당강하 작용이 있다는 것도 밝혀졌다. 라이너스 폴링 박사는 "비타민 C 부족 때문에 사람들이 다른 동물에 비해 더 많은 질병을 일으키는 것인지도 모른다."고 말했다.

지금까지 살펴본 비타민 C의 작용만 해도 비타민 C가 우리 몸에서 얼마나 중요한 역할을 하는지 충분히 이해했을 것이다. 하지만 비타민 C의 작용이 여기에서 그치는 것은 아니다. 비타민 C는 이외에도 수많은 일을 해내고 있다. 문제는 우리 몸에 필요한 비타민이 비타민 C뿐만은 아니라는 사실이다. 인체가 필요로 하는 비타민은 그 종류가 매우 다양하다.

그런데 우리의 일상적인 식탁을 보면 농업의 산업화에 따른 환경 변화와 정백가공식품의 양산으로 영양소 섭취가 갈수록 어려워지고 있다. 여기에다 사회 환경의 변화로 인한 각종 스트레스가 증가하고, 가공식품과 화학물질이 범람하는 탓에 필요로 하는 영양소의 양은 계속 늘어나고 있다. 다시 말해 우리는 이중적인 문제에 처해 있는 것이다.

비타민이 결핍되었다고 해서 당장 하루 이틀 만에 내 몸 안에서 어떤 문제가 발생하는 것은 아니다. 그러나 비타민 결핍이 누적되면 언젠가 돌이킬 수 없는 질환으로 나타날 수 있다. 몸은 건강할 때 지켜야 하는 법이다. 건강할 때

양질의 건강보조식품을 통해 일상적인 식생활에서 부족한 비타민을 골고루 섭취하는 것이 현명한 자세라는 말이다.

2. 미네랄 보충제를 먹어야 하는 이유

인류의 먹을거리를 생산해내기 위해 쉴 새 없이 경작되는 땅은 본래 토양이 고유하게 지니고 있던 영양분을 서서히 잃고 있다. 무엇보다 화학 살충제와 화학비료가 만들어 낸 공해 및 유독 성분이 토양 속에 있는 유용한 미생물을 파괴하고 있다. 이러한 유독성은 토양이 스스로 영양소와 미네랄들을 방출하는 역할을 저해하기도 한다.

이 모든 과정은 경작된 농작물의 영양소 함유량을 급격히 감소시키고 있다. 우리가 음식물을 섭취하는 이유는 단순히 굶주림을 면하기 위해서가 아니라 영양소 섭취를 위해서라는 관점에서 우리는 그 어느 때보다 굶주리고 있는 셈이다. 비록 배부르게 먹고는 있지만 영양소는 별로 섭취하지 못하기 때문이다.

질적으로 우수한 토양에는 무엇보다 미네랄이 풍부하다. 우리의 음식 재료가 그러한 미네랄을 충분히 흡수하면 우리 역시 충분한 양의 미네랄을 섭취할 수 있다. 하지만 토양이 오염되면서 우리는 식탁에 오른 음식물을 통해 충분한 양의 미네랄을 섭취하지 못하고 있다.

과거에는 미량영양소에 대한 중요성을 인지하지 못했지만, 지금은 수많은 연구 결과를 통해 미량의 미네랄이 생체 시스템을 적정 수준으로 유지시켜 주고 생명을 영위하는 데 중요한 역할을 한다는 사실이 밝혀졌다. 노벨상을 두 번이나 수상한 라이너스 폴링 박사는 이렇게 주장했다.

"모든 고통과 질병은 비타민 및 미네랄 부족으로 생긴 것이다."

폴링 박사의 이러한 주장을 뒷받침하듯 의학계는 미네랄 결핍으로 생길 수 있는 여러 가지 질병을 발견했다. 그들이 발견한 대표적인 질병으로는 골다공증, 각종 간질환, 심장질환, 빈혈, 선천적 결함 등이 있으며 그밖에도 미네랄 결핍이 다른 질병의 원인으로 작용한다는 사실이 속속 밝혀지고 있다. 그렇다면 미네랄 결핍은 곧 건강을 해치는 요인으로 작용한다고 볼 수 있다.

미네랄은 극소량이 필요한 비유기적 물질이다. 이러한 미네랄은 흙과 물에서 다량 발견되며 식물의 경우에는 뿌리로 미네랄을 흡수한다. 따라서 우리는 직접 식물을 먹음으로써 미네랄을 섭취하거나 식물을 먹은 동물을 먹어 미네랄을 섭취할 수 있다. 우리의 체내에는 약 20종류의 미네랄이 있는데 이것은 체중의 4~5퍼센트를 차지한다. 이처럼 체내에 있는 미네랄은 신진대사에 필요한 여러 가지 역할을 담당한다. 특히 미네랄은 글리코겐, 단백질, 지방 같은 영양소를 합성하는 데 도움을 준다.

미네랄은 인체 내에서 일어나는 여러 가지 대사에 작용하는 영양소로 신체의 성장과 유지 및 생식에 비교적 소량이 필요하다. 비록 그 자체로 생명 활동에 필요한 에너지를 공급하는 것은 아니지만 미네랄이 신체 활동과 건강 유지에 필수적이라는 것은 명백한 사실이다. 따라서 우리는 건강 유지를 위해 모든 미네랄을 균형 있게 섭취해야 하지만, 최근에는 음식물 속의 미네랄 함유량이 점점 감소하고 있다. 이처럼 갈수록 줄어드는 미네랄은 비타민과 더불어 인체에 심각한 영향을 주고 있다.

그렇다면 미네랄 결핍은 인체에 어떤 영향을 줄까? 그 단적인 예를 살펴보면 다음과 같다.

산업사회 이후에 문제가 되고 있는 만성퇴행성질환 중 하나가 당뇨병이다. 이러한 당뇨병과 관련해 중요한 미네랄로 분류되는 것이 바로 크롬과 아연이다. 자연식품에는 크롬, 아연, 칼슘, 칼륨 등 당뇨병과 밀접한 관련이 있는 미네랄이 들어 있지만 오늘날 현대인이 정백가공식품을 즐겨 먹으면서 그러한 영양소 섭취는 현저하게 줄어들었다.

아연은 인슐린 생합성에 절대적으로 필요한 미네랄이고 칼슘이나 칼륨 등은 인슐린 분비를 좋게 하는 미네랄이다. 크롬의 경우에는 인슐린과 공동으로 혈액 중의 당분을 세포 안으로 흡수하는 작용에 직접 관여한다는 사실이 최근에 발견되었다. 이때 크롬은 미네랄로서 작용하는 것이 아니라 사람의 간장이나 장내세균을 통해 내당인자(GTF, Glucose Tolerance Factor)라는 물질로 합성된 다음에 작용한다. 크롬이 인슐린의 작용을 돕는 메커니즘은 내당인자가 인슐린 분자를 껴안고 세포막의 표면에 있는 인슐린 수용체에 연결시켜 주는 것으로 알려져 있다.

세포막 표면에는 인슐린의 존재를 인식해 포도당의 세포 내 유입을 조절하는 인슐린 수용체가 있다. 그런데 당뇨병 증상이 나타나면 이러한 수용체의 수가 줄어들거나 수용체에 이상이 생겨 포도당의 세포 내 유입에 장애가 발생한다. 이 경우 내당인자는 인슐린의 작용을 도와 포도당의 세포 내 유입을 원활하게 해주는 작용을 한다.

한편 당뇨병은 정신적인 스트레스에 의해 발병하기도 한다. 그러므로 스트레스가 많은 현대인의 사회생활 구조도 당뇨병을 증가시키는 원인이 될 수 있다. 이 경우 칼슘이나 마그네슘 같은 천연 트랭킬라이저(신경안정제)는 당뇨병 유발을 억제하는 데 도움을 준다. 또한 칼슘과 마그네슘은 신경과 정서를 차분하게 해주며 스트레스에 대한 방어력을 증진시킨다. 그런데 안타깝게도 현대인의 식생활에서는 특히 칼슘과 마그네슘이 부족한 것으로 나타나고 있다.

3. 우리 몸은 칼슘 보충제를 필요로 한다

사람의 몸에는 여러 가지 형태의 크고 작은 뼈가 206개나 존재한다. 뼈는 우리 몸을 지탱해주는 것은 물론 외부에서 가해지는 물리적인 힘에 대해 몸의 중요한 기관을 보호하는 역할을 한다. 이러한 뼈가 약해지면서 발생하는 대표적인 병이 골다공증이다.

보통 40대에 들어서면 뼈마디가 저리고 쑤시며 등짝이 뻐근하고 허리에 통증이 느껴진다. 여기에다 마음이 불안해지는 증세까지 나타나는데 이것이 바로 칼슘 결핍증의 일종인 골다공증이다. 골다공증은 폐경기 전후의 여성에게 많이 나타나며 뼈 미세 구조의 연결마디가 끊어져 가벼운 충격에도 쉽게 골절이 되고 만다. 특히 골다공증에 따른 대퇴부 골절이 일어나면 15~20퍼센트가 1년 만에 사망하고 나머지 절반은 평생 누워 지낸다는 통계가 있으므로 주의해야 한다.

미국에서는 육류의 과다 섭취가 골다공증을 일으키는 한 원인으로 간주되고 있는데, 이는 육류에 인이나 유황 등 산을 만드는 성분이 많아 뼈 속의 칼슘을 녹여 몸 밖으로 배출시키기 때문이다. 요즘에는 설탕과 인산이 들어 있는 청량음료로 인해 칼슘이 수난을 당하고 있다. 콜라나 사이다를 마시면 그만큼 칼슘 수요가 늘어나게 되는데 이때 식사를 통해 칼슘을 충분히 공급하지 않으면 뼈 속에 저장된 칼슘이 녹아 나와 대신 소비된다. 골다공증 환자의 경우에는 뼈 조직 중에서도 특히 등뼈 부분의 칼슘이 녹아 나와 스펀지 같이 엉성해진다.

골다공증에 걸리면 등이 굽거나 키가 줄어들기도 하며 근육통을 호소하는 사람도 있다. 심한 경우에는 척추에 골절상을 입기도 한다. 물론 최근에는 '뼈=칼슘'이라는 인식이 강해지면서 칼슘 성분이 들어간 보조식품 소비량이 꾸준히 늘고 있다. 하지만 칼슘제제는 폐경 이후의 여성의 골 소실 예방에 거의 도움을 주지 못하기 때문에 여성은 서른다섯 살을 전후해 반드시 칼슘 보충제를 섭취해야 한다.

충분한 칼슘을 섭취하면 중금속이 뼈 조직에 침착하는 것을 예방할 수 있으며 스트레스에도 강해진다. 또한 한창 공부를 해야 하는 학생들의 경우에는 학습능률 향상에 큰 도움이 된다. 특히 칼슘 결핍은 요즘 사회적으로 커다란 문젯거리가 되고 있는 청소년 비행과도 밀접한 관계가 있음이 밝혀지고 있다.

술이나 담배를 지나치게 즐기는 사람, 몸이 야위고 운동량이 적은 사람, 과로하고 스트레스를 많이 받는 사람, 위에 염증이 있거나 위 수술을 받은 후 칼슘 흡수가 어려워진 사람은 대개 골다공증에 걸릴 확률이 높다. 뼈를 건강하게 유지하려면 먼저 뼈의 구성성분이 되는 칼슘을 많이 섭취해야 한다. 시멘트의 비중을 줄이면서 건물이 단단해지길 바라는 것은 소용없는 일이다.

뼈를 자극하는 것도 뼈의 건강과 밀접한 관계가 있다. 뼈에 지속적으로 자극이 가해지면 전기가 흐르는 성질이 있는데 그 전기로 세포가 자극을 받아 뼈 형성이 활발해진다. 이를 두고 압전 효과라고 한다. 오랫동안 무중력 상태에서 생활한 우주비행사들의 뼈가 가늘어지는 것은 이러한 압전 효과를 증명해준다. 뼈는 자극을 받지 않으면 가늘고 약해지므로 늘 운동을 통해 자극을 주어 뼈세포를 활성화시키는 것이 중요하다.

4. 왜 글루코사민 관절 보충제를 먹어야 하는가?

우리 몸속에 들어 있는 206개의 뼈와 뼈를 부드럽게 이어주고 운동을 원활하게 해주는 것이 바로 관절이다. 우리는 관절 덕분에 마음껏 걷고 뛸 수 있는 것이다. 뼈와 관련해 우리가 주의해야 할 사실 중 하나는 뼈와 뼈를 연결해주는 관절, 특히 슬관절(무릎에 있는 관절)의 통증이다.

관절 표면의 서로 닿는 부분에 있는 것이 연골이며 연골은 쿠션 역할을 해서 뼈와 뼈가 부딪치지 않게 만든다. 연골은 거칠거칠한 뼈 표면과 달리 말랑말랑한 고무지우개처럼 유연성과 탄력성이 있으며 표면은 매끈매끈하다. 이러한 연골 덕분에 달리거나 뛰어오를 때 유연하게 대응할 수 있고 관절에 충격이 가해져도 뼈가 상하거나 닳을 염려가 없는 것이다. 건강한 사람의 경우 관절 연골을 몇 년씩 써도 닳아서 부러지는 경우는 없다.

그런데 우리 인간은 동물 중에서 유일하게 두 발로 걷게 되면서부터 숙명적으로 무릎에 가해지는 과중한 부담과 무릎 구조의 불안정성으로 무릎 통증을 얻게 되었다. 이러한 무릎 통증의 원인으로는 구조적인 문제 이외에도 노화, 비만, 과도한 운동이나 동작으로 인한 자극, 나쁜 자세 등이 있다.

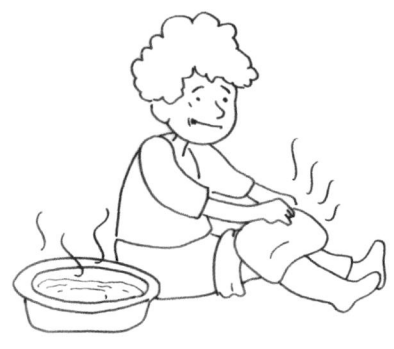

무릎 통증과 관련해 도움을 주는 물질이 바로 글루코사민이다. 글루코사민은 천연 아미노당으로 관절 연골의 중요한 구성 성분인 글리코스아미노글리칸과 프로테오글리칸 생합성의 기초 물질이다. 이것은 동물의 생체 자체에서 유래하며 경구투여 시 위장관에서 흡수되어 관절 연골에 특이적으로 작용하는 것으로 알려져 있다. 이러한 물질은 사람과 동물의 연골 조직에서 발견된다. 다시 말해 외부로부터 유입되는 생소한 물질이 아니라 이미 우리 뼈에 존재하는 물질이다.

 글루코사민이 직접적인 진통, 소염 효과를 내는 것은 아니지만 지속적으로 섭취하면 연골의 재생을 도와 그리 길지 않은 시간 내에 진통, 소염 효과를 얻을 수 있다. 특히 변형성 관절증에 대한 글루코사민의 치료 효과는 1980년대 초 이탈리아를 중심으로 유럽에서 보고 되기 시작했다. 한 예로 1980년에 드로반티 등이 무릎 통증과 관련해 이탈리아 밀라노에서 실시한 글루코사민의 임상실험 결과가 있다.

 1997년 1월에는 미국 전역에서 화제를 뿌린 베스트셀러가 등장했는데, 그것은 출판되자마자 50만 부 넘게 팔려나간 의학박사 제이슨 데오도사키의 《관절염을 고친다》이다. 이 책은 변형성 관절염으로 고생한 저자 자신은 물론 그의 조모, 어머니를 포함해 600명을 글루코사민과 콘드로이틴으로 치료한 결과를 저술한 것이다.

 사실 그때까지만 해도 변형성 관절염에 대해 특별한 해

결책이 없었다. 그러던 차에 연골의 쇠약을 지연시켜 변형으로 인해 상처가 난 연골을 재생시키는 획기적인 영양보조식품이 소개되었으니 화제가 되는 것은 당연했다. 당시 ≪뉴욕타임스≫를 비롯한 수많은 언론에서도 관련 기사를 다뤄 관심을 증폭시켰다.

일본의 경우 1993년 후생성이 조사한 바에 따르면 일본 내 관절염 환자가 50만 명에 육박하는 것으로 집계되었다. 이를 증명하듯 글루코사민의 연골 재생 가능성은 일본 내에서도 집중적인 주목을 받았다.

뼈와 관련된 여러 가지 문제를 극복하기 위해서는 우리 몸에서 필요로 하는 칼슘, 글루코사민, 콘드로이틴, 콜라겐 그리고 여러 가지 미량영양소를 골고루 섭취해야 한다. 이러한 영양소를 균형 있게 충분히 섭취하면 관절 연골의 재생가능성뿐 아니라 건강하고 튼튼한 뼈를 지키는 데도 큰 도움이 된다. 이를 위한 하나의 대응책으로 건강보조식품 섭취가 중요하다는 사실은 재삼 강조할 필요조차 없을 것이다.

5. 장 청소와 관련된 보충식품은 왜 필요한가?

우리는 배설 작용을 너무도 당연시하는 나머지 그 과정의 중요성을 간과하는 경향이 있다. 실제로 대다수의 사람들이 이 과정에 대해 잘 모르고 있다. 인체의 배출 작용은 매 끼니를 먹은 후마다 이루어져야 한다. 각 식사에 따른 배출은 보통 16~24시간 후에 이루어지게 되어 있다. 그렇다면 인체 작용에서 원활한 배출이 중요한 이유는 무엇일까?

첫째, 음식물을 섭취하고 그 음식물을 통해 인체가 에너지를 얻고난 뒤에는 부산물이 남게 된다. 그것이 바로 노폐물이자 찌꺼기인데 그것은 반드시 체외로 배출되어야 한다. 둘째, 노폐물이 24시간 내에 배출되지 않으면 그 노폐물로 인해 독이 쌓이게 된다. 셋째, 장내에 독이 쌓이면 기생충을 불러들이는 결과를 낳는다.

모든 자연식이나 물에는 기생충이 들어 있다. 이러한 기생충은 36시간 이내에 부화가 이루어진다. 따라서 배출이 잘 이루어지지 않으면 기생충이 쉽게 침입할 수 있다. 인체는 노폐물을 24시간 이내에 배출해야 하지만 오늘날 정백가공식품을 즐겨 먹는 사람들은 노폐물을 배설하는 데 평균 96시간이나 걸린다고 한다.

  현대인은 가공식품을 통해 매년 6.4킬로그램의 식품첨가물을 섭취하고 있다. 이처럼 우리가 무의식중에 섭취하는 식품첨가물 외에도 약 6만 개에 이르는 합성물질이 공기, 음식 그리고 물속에 녹아 있다. 인간은 먹이사슬의 마지막 단계로 식물이나 육류 혹은 생선을 통해 섭취한 합성물질을 소화시키고자 한다. 그러나 합성물질은 우리 몸에 순응하지 않음으로써 건강 문제, 피곤함 심지어 우울증까지 일으키고 있다.
  이런 까닭에 산업사회 발달로 인한 오염은 우리에게 인체를 청소해야 하는 당위성을 더해준다. 장 활동이 활발하지 못한 사람은 질병에 걸리거나 사망에 이를 확률이 높아진다. 장의 독혈증이 인체에 질병을 일으키는 주된 요인

중 하나이기 때문이다. 이는 정백가공식품을 즐겨 먹는 탓에 식이섬유 섭취량이 부족한 현대인에게 체내 정화가 절박한 이유이기도 하다.

 섬유질은 건강한 장운동에 필수적인 영양소이다. 또한 섬유질은 많은 퇴행성질환 예방에 중요한 역할을 담당하는데 특히 심장질환, 당뇨병, 장과 호르몬 관련 암을 예방한다. 그런데 통계자료에 따르면 가공식품과 정제식품의 소비가 늘어나면서 섬유질 섭취가 크게 줄어들었다고 한다. 진정으로 건강을 생각한다면 정제된 쌀과 밀가루 음식보다 신선한 과일, 야채, 현미를 식단에 포함시킴으로써 충분한 섬유질을 섭취해야 한다. 최적의 건강을 유지하기 위해 필요한 일일 섬유질 섭취권장량은 30~60그램이다.

 장은 인체의 여러 다른 부위, 특히 모든 세포에 영양을 공급해준다. 숨결이 맑지 못한 것이나 몸에서 냄새가 나는 것은 대장과 관계가 있다. 옛날에 이러한 지혜를 터득한 사냥꾼들은 사냥을 가기 전에 장을 잘 관리했다는 이야기가 있다. 그래야만 동물들이 사냥꾼의 냄새를 맡기가 어렵기 때문이다.

장의 독혈증은 여러 가지 원인으로 배설 작용이 원활하지 못할 경우에 발생한다. 정체된 배설물 중에서 장벽에 점착된 단백질을 부패균들이 분해하면 암모니아, 페놀, 인돌 등의 독성물질이 발생하는데, 이러한 물질로 인해 인체가 중독되는 현상을 독혈증이라고 한다. 이것은 외부로부터 섭취한 독소가 아니라 몸속에서 스스로 발생한 독소에 의해 중독되는 것이기 때문에 이를 자기독화 과정이라고 부른다.

거듭 강조하지만 산업사회를 살아가는 현대인의 만성질환은 식생활 패턴의 문제에서 비롯된다. 이러한 과정에서 가장 먼저 손상되어 그 기능을 상실하는 것이 소장과 대장이다. 여기에서 비롯된 독소들이 축적되면 현대인의 사망 원인 중에서 수위를 차지하는 많은 질병의 원인이 된다.

결국 우리 인체를 서서히 죽음으로 몰아가는 질병은 장에서부터 시작된다고 볼 수 있다.

이처럼 장 건강의 중요성이 부각되면서 이와 관련된 식이섬유 보충식품 혹은 각종 효소제품을 판매하는 건강보조식품 회사가 늘고 있다. 이미 정백가공식품인 흰 쌀밥과 달콤하고 부드러운 빵에 익숙해져 있다면, 혹은 현미 같은 통곡식 위주의 식단으로 개선할 마음이 없다면 반드시 각종 식이섬유 보충용 식품이나 효소제품을 섭취하는 것이 좋다. 그것이 장의 자기독화 과정을 통한 각종 질병의 발생을 예방하는 길이다.

6. 다이어트, 미용보다 건강을 위해 꼭 필요하다

인체 내에서 지방이 줄어들면 수년 동안 몸속에 쌓여 있던 독성물질도 상당량 빠져나가게 된다. 왜냐하면 대부분의 독소는 체내 지방조직에 저장되어 있기 때문이다. 따라서 다이어트는 미용을 위한 측면뿐 아니라 건강관리를 위해서도 매우 중요한 문제라고 할 수 있다.

동물성이든 식물성이든 지방을 지나치게 섭취하면 간에 암을 유발할 가능성이 커진다. 인체 내에 지방이 들어오면 우리 몸은 이를 소화되기 쉽게 유화시키고자 담즙을 분비한다. 이러한 담즙 속에는 데 옥시콜산이라는 담즙산이 들어 있는데 바로 이것이 장내세균에 의해 분해되면서 메틸콜란트렌이라는 발암물질을 생성한다. 그렇다면 지방의 섭취량이 많을수록 담즙의 분비량도 늘어나고, 이에 따라 담즙산의 양도 늘어나 결국 발암물질 생성량이 증가한다는 논리가 성립된다. 이것은 지방이 동물성이든 식물성이든 상관없이 발생한다.

지방을 과다 섭취할 경우 뇌하수체에서 프로락틴이라고 하는 황체자극호르몬이 분비되는데, 이것은 황체호르몬뿐 아니라 유즙 분비도 촉진시키는 작용을 하며 이렇게 되면 유방암을 일으키기 쉽다. 다시 말해 지방의 과다 섭취는 결장암과 유방암을 일으키는 원인이 된다.

 비만은 건강은 물론 장수의 적이기도 하다. 비만의 정도가 클수록 그만큼 건강 수준은 저하된다. 살이 찌는 것은 인간에게 아무런 도움이 되지 않으며 오히려 비만의 정도가 클수록 그에 따른 생명의 위험도가 높아진다. 흥미롭게도 비만도가 상승하면 그에 정비례해서 담석증 발병 가능성도 커진다. 옛날부터 "담석증은 부자병"이라고 한 이유가 바로 여기에 있다. 만약 식생활을 가난한 시절처럼 소박하게 하면 완전히 낫기도 한다. 한편 비만은 당뇨병의 최대 원인이 되고 있다. 비만도가 높을수록 당뇨병에 걸리는 확률도 높아진다. 또한 비만은 심장병의 위험도를 높이기도 한다.

 비만의 원인은 매우 다양하기 때문에 한마디로 단정 짓기가 매우 어렵다. 보통은 과식하기 때문이라고 생각하지만 내분비계 이상, 스트레스, 운동 부족, 대사 장애 등도 비만의 중요한 원인이 될 수 있다. 무엇보다 비만과 관련이 깊을 것이라고 생각하는 음식물 섭취에 대해 살펴보자.

우리가 섭취하는 음식물은 크게 '타는 영양소'와 '태우는 영양소'로 분류할 수 있다. 현대인은 타는 영양소, 즉 체내에서 연소되어 칼로리를 발생시키는 영양소는 지나치게 섭취하는 반면 태우는 영양소, 다시 말해 연소 작용을 돕는 영양소는 섭취가 부족한 상태다. 즉, 현대인은 영양대사에 필요한 비타민과 미네랄 효소 등의 미량영양소가 부족한 식사를 하고 있는 것이다.

이에 따라 현대인은 많이 먹어서라기보다 섭취한 영양소를 잘 태워버리지 못해 비만이 발생하는 경우가 많다. 만약 우리가 미량영양소를 골고루 섭취해 먹은 음식물이 완전 연소된다면 남는 칼로리가 지방으로 변화되어 저장되는 일은 없을 것이다.

제3장

음식물의 90% 이상이 가공식품인 이유

제3장

음식물의 90% 이상이 가공식품인 이유

1970년대에 미국은 식생활이 국민 건강에 미치는 영향을 알아보고자 대대적인 조사에 들어갔다. 산업화 이후 질병이 계속 늘어난 탓에 국민의 의료비 부담이 갈수록 높아졌기 때문이다. 이들은 1975년부터 1977년까지 270여 명에 달하는 저명한 학자들을 동원해 식생활이 건강에 미치는 영향에 대하여 방대한 조사를 실시했다. 그 결과물이 바로 5,000쪽에 이르는 미국 상원 영양문제특별위원회의 보고서다. 보고서의 내용을 한마디로 함축한다면 '잘못된 식생활이 성인병을 만든다'는 것이다.

우리가 미처 깨닫지 못하는 사이에 현대인의 식생활은

비자연적인 것으로 전락해버렸다. 영양문제특별위원회의 보고서에 따르면 암, 당뇨병, 심장병 등의 성인병은 물론 정신분열증까지도 잘못된 식생활에서 비롯되는 식원병이라고 한다. 그렇다면 '잘못된 식생활'은 서구화된 식습관이나 인스턴트식품의 범람 등을 넘어서서 식생활의 근원적 문제를 의미한다는 얘기가 된다.

주부들이 가족의 식사를 준비하기 위해 쇼핑하는 음식 재료의 90퍼센트 이상이 비자연적인 것이다. 산업사회와 식품산업이 이미 가공했거나 인위적인 요소를 가미했다는 말이다. 잘못된 식생활이란 산업사회를 살아가는 사람들이 완전 가공이나 부분 가공한 것처럼 비자연적인 음식물을 자연스러운 것으로 잘못 생각하고 먹는 식습관을 말한다.

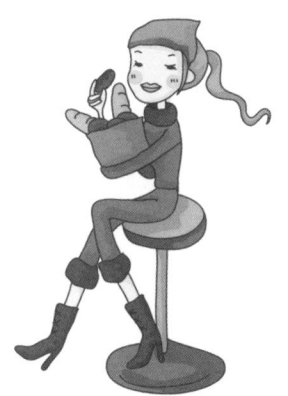

영양문제특별위원회의 보고서는 흰 쌀, 흰 밀가루, 백설탕을 정백가공식품으로 규정하고 있다. 정백가공식품이란 하얗게 도정한 가공식품을 의미한다. 과거에 비해 쌀 소비량이 많이 줄어들긴 했지만 그래도 우리의 주식은 여전히 밥이다. 기름기가 자르르 흐르는 흰 쌀밥은 산업사회의 풍요와 안녕을 상징하는 듯하지만, 사실 이러한 쌀밥은 가공식품이다.

우리가 먹는 주식은 이미 오래 전부터 가공식품으로 전락하기 시작했다. 사실 우리의 조상들은 절구에 방아를 찧어 곡식을 자연 그대로 섭취했지만 일제강점기에 정미소가 출현하면서 그러한 방식은 빠른 속도로 자취를 감추고 말았다. 사람이 일단 편리함에 길들여지면 그 유혹을 쉽게 떨치기 어려운 법이다. 정미소는 주부들의 일손을 덜어주었고 덕분에 도정 기술은 날이 갈수록 발전했다.

오늘날의 도정 기술 발달은 그야말로 눈이 부실 정도다. 물론 그 부작용으로 우리는 영양가가 현저하게 떨어지는 가공식품을 먹게 되었지만 말이다. 한 지방자치단체는 10

분도미도 모자라 12분도미로 도정하겠다는 발표를 하기도 했다. 그들이 이런 결정을 내린 이유는 간단하다. 쌀을 10분도에서 12분도로 도정하면 밥맛이 좋아져 쌀 소비가 늘어날 것이고 그러면 농가 수입에 도움이 된다는 논리다. 한마디로 영양가가 있든 없든 쌀 소비를 촉진할 수 있는 방법을 통해 벼 재배 농가의 시름을 덜어주겠다는 얘기다.

산업사회의 이러한 결정은 언뜻 합리적이고 설득력이 있어 보인다. 하지만 우리가 주식으로 먹는 쌀을 정백가공하면 곡물로부터 섭취해야 하는 여러 가지 영양소의 결핍이라는 문제가 불거진다. 미국 생화학회 회장을 지낸 로저 윌리엄스(Roger Williams) 박사는 "사람이 건강하게 살아가려면 일상적인 식사를 통해 여덟 가지의 필수아미노산, 열여섯 가지의 미네랄, 스무 가지의 비타민 등 모두 마흔네 가지의 필수영양소를 공급받아야 한다."고 말했다. 또한 그는 만약 영양소가 균형을 이루지 못해 이들 중에서 단 한 가지라도 필요 수준 이하로 떨어지면 생명의 사슬이 망가지고 나아가 건강 상태가 나빠져 마침내 질병에 걸리고 만다고 덧붙였다.

로저 윌리엄스 박사가 말하는 마흔네 가지 영양소는 마치 진주목걸이와 같아서 그중 한 알이라도 빠져버리면 산산이 흩어지고 만다. 특히 비타민과 미네랄은 신체 내에 존재하는 약 300만 종류의 효소 활동과 깊은 관계가 있다. 완전한 효소는 보통 단백질 부분과 활성기인 보효소(효소와 결합하여 효소 반응을 돕는 물질) 부분으로 구성되는데, 바로 이 보효소 부분이 비타민, 미네랄, 유비퀴논(생체의 산화환원 반응에 관여하는 전자전달 물질로 조효소 Q라고도 한다) 등으로 만들어진다.

이처럼 미량영양소의 중요성은 아무리 강조해도 지나치지 않지만, 산업사회는 여러 가지 이유로 정백가공식품을 양산해내고 있다. 정백가공식품에 따른 미네랄 손실률을 살펴보면 다음과 같다.

통밀이 아닌 흰 밀가루 섭취 시 미네랄 손실률	백설탕 섭취 시 미네랄 손실률	백미 섭취 시 미네랄 손실률
칼슘 60% 손실	칼슘 98% 손실	칼슘 80% 손실
마그네슘 90% 손실	마그네슘 99% 손실	마그네슘 83% 손실
칼륨 77% 손실	아연 98% 손실	철분 64% 손실
나트륨 78% 손실	구리 83% 손실	아연 75% 손실
인 71% 손실	망간 93% 손실	구리 26% 손실
철 76% 손실	크롬 93% 손실	망간 45% 손실
아연 72% 손실	철분 96% 손실	크롬 75% 손실
구리 63% 손실	코발트 83% 손실	셀레늄 86% 손실
망간 88% 손실	셀레늄 100% 손실	
크롬 87% 손실		
몰리브덴 60% 손실		
코발트 50% 손실		

미네랄 손실은 정백가공식품으로의 가공에 의해서도 발생하지만 토양에서 원천적으로 유실되기도 한다. 미네랄은 보통 산성비에 의해 토양의 표층에서 씻겨 내려가며 토양에 쏟아 붓는 화학비료와 농약으로 토양의 미생물이 박멸되면서 식물체의 뿌리에서 유기화 과정이 실패하는 악순환도 발생하고 있다. 전문가들의 연구 결과에 따르면 미국에서 재배되는 시금치의 철분은 산업사회 이전보다 무려 70분의 1로 감소했다고 한다.

일본의 홋카이도 농업연구소가 조사한 발표 자료를 보면 일본에서 재배되는 야채에 함유된 영양소의 양도 현저하게 감소하고 있음을 알 수 있다. 그 구체적인 데이터를 살펴보면 다음과 같다.

1950년	1963년	1982년	1994년
150mg	100mg	63mg	13mg

일본은 1950년과 1994년 사이에 '산업화' 과정을 거쳤다.

일본뿐 아니라 전 세계의 모든 산업화된 사회에서는 대기 오염 물질인 아황산가스, 이산화질소 등이 대기층의 수분과 반응해 아황산이나 아질산 등의 강산으로 변해 빗물에 녹고 이것이 고스란히 토양에 스며드는 문제가 발생한다. 이런 과정을 통해 흔히 말하는 '산성비'의 폐해가 유발되는 것이다.

서울 지역에 내린 빗물을 측정한 수치를 보면 산성도가 pH 5.5 정도(참고로 식수의 수질기준은 pH 5.8~8.5이다)로 식수보다 짙게 나타나고 있다. 이러한 산성비가 내리면 도시의 콘크리트 건물은 물론 토양의 표층에 들어 있는 유용한 미네랄이 용해되어 강물로 씻겨 내려가게 된다. 이 경우 밭이나 논에서 재배되는 농작물은 토양을 통해 충분한 미네랄 성분을 흡수할 수 없다. 이것이 바로 식품의 영양을 열악하게 만드는 중요한 원인 중 하나다.

이처럼 비타민, 미네랄은 식품의 가공에 의해서만 부족해지는 것이 아니라 원초적으로 자연에서 재배될 때부터 이미 부족한 상태라는 사실에 주목할 필요가 있다.

제4장

밥이 보약이
될 수 있게 하자

제4장

밥이 보약이 될 수 있게 하자

 어른들이 자주 하시는 이야기 중에 "밥이 보약"이라는 말이 있다. 그처럼 우리 몸에 보약으로 작용하는 밥은 우리가 요즘 "잘 먹었다."고 말하는 기름진 식사가 아니다. 과거의 밥상에 오른 것은 밥 한 공기, 나물 한 가지, 김치, 된장국 한 그릇이 전부였지만, 음식 재료는 퇴비를 이용한 농사로 비옥한 토질에서 생산한 것이었고 조상들은 그렇게 생산한 농산물을 완전 곡물 형태로 섭취했다. 그것만으로도 내 몸에 보약으로 작용하기에 충분할 만큼 자연 친화적이었던 것이다.

 그렇다면 그때보다 훨씬 잘 먹는 우리는 무엇이 잘못된

것일까? 무엇이 잘못되었기에 조상들보다 잘 먹고 있음에도 불구하고 조상들에게 나타나지 않았던 질병들이 사회적인 문제로 떠오르고 있는 것인가?

지금까지 우리는 사람이 병에 걸리는 원인은 세균이나 바이러스 때문이라고 알고 있었다. 하지만 새로운 생물학적 영양의학은 그러한 논리가 아니라 사람의 잘못된 식습관과 육체적·정신적 긴장, 다시 말해 스트레스에 의해 저항력이 약해졌기 때문이라는 객관적 사실에 기초를 둔다. 세균이나 바이러스는 그 최후의 단계에서 자연 질서의 한 부분으로 살 수 없게 된 유기체를 다시 흙으로 환원시키기 위해 등장하는 것에 불과하다. 이것이 바로 자연의 법칙이다.

세균이나 바이러스는 우리 주변 어디에나 존재하며 살아 있는 신체 조직에도 구석구석 잠재해 있다. 물론 조직체가 정상적으로 건강한 상태라 저항력을 유지하면 이러한 세균이나 바이러스는 전혀 해롭지 않다. 하지만 생명의 근원적인 활력, 즉 저항력이 떨어지면 세균이 그 주인의 조직 속으로 침입해 그것을 파괴한다.

그렇다면 중요한 것은 우리 몸이 지속적으로 저항력을 발휘할 수 있도록 건강한 상태를 유지하는 일이라고 할 수 있다. 어차피 우리가 세균이나 바이러스와 더불어 살아갈 수밖에 없다면 스스로 건강을 지키기 위해 건강체를 유지해야 한다는 말이다. 문제는 건강체를 유지하려면 자연적인 식품을 통해 영양을 골고루 섭취해야 하는데 갈수록 영양의 균형을 이루기가 힘들어지고 있다는 점이다. 어쩌면 그 탓에 암, 당뇨병, 심근경색 등의 성인병 등이 현대인을 옥죄고 있는 것인지도 모른다.

산업화 이후 우리는 칼로리원이 되는 영양소는 지나치게 많이 섭취하고 이를 대사하는 데 필요한 미량영양소는 부족하게 섭취하는 상태에 놓이고 말았다. 나아가 섬유질이 부족한 영양의 불균형으로 심근경색, 암, 당뇨병 등의 성인병이 초래되고 있다.

산업사회의 가공된 음식물과 환경오염은 자연에 있는 미량영양소 섭취를 근본적으로 차단한다. 무엇보다 식품의 문명화로 식물류 제조 과정에서 레시틴, 셀레늄, 비타민 E 등이 제거되면서 대다수의 가공식품은 비타민이나 미네랄이 부족한 상태로 생산되고 있다. 대신 단백질, 탄수화물, 지방의 함유량이 많아 그러한 영양소의 섭취를 과잉으로 부추긴다. 문제는 단백질, 탄수화물, 지방을 대사하려면 자연에 존재하는 미량영양소가 필수적이라는 데 있다. 하지만 산성비를 비롯해 여러 가지 공해와 오염으로 인해 미량영양소의 근본적인 섭취 부족 사태는 해결될 기미를 보이지 않는다. 그럼에도 불구하고 엎친 데 덮치는 격으로 축산 산업의 활성화를 통해 현대인이 과잉으로 영양을 섭취하면서 이를 대사시키기 위한 미량영양소는 갈수록 더 많이 필요해지고 있다.

　비타민과 미네랄의 부족 현상은 일차적으로 식품 속의 결핍으로 나타난다. 그리고 이차적으로 공해, 오염, 스트레스, 음주, 흡연 그리고 칼로리원에 해당하는 영양소의 과잉 섭취로 나타나게 된다. 한마디로 음식물 자체에 영양소가 부족한 데다 다른 음식물을 대사하는 데 쓰이느라 더욱더 부족해진다는 의미다.

가령 담배 한 개비에 25밀리그램의 비타민 C가 파괴되고 청량음료를 마시면 그만큼 비타민 B의 부족을 초래한다. 쉽게 말해 산업사회의 삶 자체가 보다 많은 비타민과 미네랄을 필요로 하는 셈이다. 그뿐 아니라 과도한 영양 섭취 역시 대사 과정에서 태우는 영양소, 즉 비타민과 미네랄을 더 많이 필요로 한다. 그렇지만 산업사회의 구조적인 문제로 인해 토양에서부터 영양이 결핍되고 있고, 여기에다 식품의 산업화로 미량영양소의 공급이 근본적으로 차단되는 악순환이 계속되고 있다.

만성퇴행성질환의 문제는 질병의 진행 과정이 서서히 암묵적으로 이루어지기 때문에 많은 사람이 자신의 질병이 심각한 상황으로 빠져드는 것을 잘 자각하지 못한다는 데 있다. 더구나 건강이 나빠지고 있는 아급성질환(급성기가 지났지만 만성질환은 아닌 경우)의 시기에 건강이 걱정돼 병원을 찾아가도 대개 신경성질환이라는 진단이 내려지는 까닭에 자신의 건강 상태를 쉽게 낙관해버리고 만다.

그렇게 몇 년의 시간이 흘러버리면 이미 70퍼센트 가까이 건강을 상실한 경우가 대부분인데 이러한 상태에서도 적절한 대응을 하지 않을 경우 결국 만성퇴행성질환, 즉 암, 고혈압, 당뇨병이라는 선고를 받게 된다. 전문가들은 현대의학으로는 만성퇴행성질환을 고칠 수 없다고 말한다. 다시 말해 약이나 수술 같은 방법으로는 어떻게 할 수 없다는 얘기다. 지금도 암 환자가 암을 이기고 살아남을 가능성은 1950년대와 다를 바 없다. 여전히 그 확률은 3분의 1에 지나지 않는다.

흥미롭게도 파키스탄의 훈자 지방 사람들은 심장병이나 암에 걸리는 일이 거의 없다고 한다. 그 이유는 자연 친화적인 식습관을 통해 질병이 자연적으로 예방되기 때문이다. 그렇다면 어떤 식사가 심장병이나 암을 예방해줄까?

지금까지 현대의학은 이 방면에 관한 연구를 소홀히 해왔다. 죽음을 막는 것에만 열중해 건강 유지 및 증진에 대한 연구는 등한시해온 것이다.

성인병은 파키스탄의 훈자 지방에 사는 사람들처럼 훌륭한 식생활을 통해 예방할 수밖에 없는 질병이다. 실제로 그러한 자연식을 섭취하면 충분히 예방할 수 있다. 그러나 일단 발병하면 지금의 의학기술로는 도저히 고칠 수 없다. 그럼에도 불구하고 의사나 환자 모두 이러한 사실을 도외시하는 탓에 의료비는 갈수록 불어나고 동시에 건강 수준은 아래로 떨어지는 문제의 수렁으로 빠져들고 있다.

대체 어떻게 해야 우리의 건강을 지킬 수 있을까? 바쁜 현대인은 훈자 지방에 사는 사람들처럼 '느림의 생활'을 할 수도 없다. 그렇지만 건강은 건강할 때 지켜야 한다는 명제에는 변함이 없다. 최소한의 노력으로 건강을 지키며 질병을 예방하는 최선의 길은 꾸준한 운동과 함께 각자의 식생활에서 부족한 영양을 고려해 그것을 건강보조식품으로 보충하는 것이다. 요즘엔 방문판매나 네트워크 마케팅 회사에서 우리에게 꼭 필요한 영양소를 함유한 건강보조식품을 너무나도 잘 생산해서 유통되고 있다. 그러한 건강보조식품을 잘 선택하여 자신과 가정의 건강을 지키는 건강 지킴이를 늘 준비할 필요가 있다.

제5장

건강보조식품의 존재 이유

제5장
건강보조식품의 존재 이유

　건강보조식품은 1934년에 영양학계의 선구자, 칼 렌보그 박사가 처음으로 개발했다. 그는 중국에서 선교사로 활동하다가 전쟁포로가 되었고 수용소에서의 경험을 통해 건강을 위해서는 여러 가지 미량영양소가 중요하다는 것을 체험으로 알게 되었다. 덕분에 전쟁 이후 그의 구체적인 연구 노력으로 오늘날 우리가 섭취하는 비타민과 미네랄이 만들어진 것이다.

　건강보조식품이란 말 그대로 인체의 건강을 위해 모자란 것을 보충해주는 식품을 의미한다. 그렇다면 건강은 어떻게 만들어지는가? 앞서 말한 로저 윌리엄스 박사의 주장은 이 질문과 관련해 매우 적절한 대답이라고 할 수 있다. 다시 한 번 강조하자면 그는 "사람이 건강하게 살아가려면 일상적인 식사를 통해 여덟 가지의 필수아미노산, 열여섯 가지의 미네랄, 스무 가지의 비타민 등 모두 마흔네 가지의 필수영양소를 공급받아야 한다."고 말했다. 이러한 영양소 중에서 어느 하나라도 필요 수준 이하로 떨어지면 건강 상태가 나빠진다.

영양소는 홀로 기능하는 것이 아니다. 영양소는 서로 유기적으로 연결되어 작용한다. 따라서 인체 내의 화학공장이 제대로 돌아가도록 하려면 음식물을 골고루 섭취해서 필요한 영양소를 제때에 충분히 공급해주어야 한다. 다시 말해 3대 영양소로 불리는 단백질, 탄수화물, 지방은 물론 비타민, 미네랄, 섬유소 등의 영양소를 균형 있게 섭취해야 건강을 유지할 수 있는 것이다.

일반적인 식생활로 건강에 필요한 마흔네 가지의 영양소를 섭취하려면 어떠한 식습관을 유지해야 할까? 일부 전문가는 몸이 필요로 하는 영양소를 제대로 공급하려면 하루에 최소한 서른 가지는 섭취해야 한다고 주장한다. 서른 가지를 섭취하는 것이 과연 가능할까? 오늘 하루 여러분이 섭취한 음식물의 종류를 꼼꼼히 기록해보라. 서른 가지가 나오는가? 아마 어려울 것이다. 요즘처럼 바쁜 세상에 서른 가지를 섭취한다는 것은 거의 불가능에 가깝다. 그렇다면 마흔네 가지의 영양소를 섭취하는 것도 불가능하다는 얘기가 아닌가.

로저 윌리엄스 박사에 따르면 영양소가 하나라도 빠질 경우 마치 진주목걸이가 산산이 흩어지는 것처럼 생명의 사슬이 끊어진다는데, 혹시 우리의 건강이 산산이 흩어지는 것은 아닐까?

이러한 염려를 즉각 해소해주는 것이 바로 건강보조식품이다. 모든 것이 바쁘게 돌아가는 세상을 살아가면서 충분한 영양소를 섭취하겠다고 홀로 느긋하게 여유를 부리기는 어렵다. 그렇다고 아무런 대책 없이 지내다가 건강을 잃고 싶은 마음은 없을 것이다. 현대인의 이러한 마음을 읽고 그 대안으로 등장한 것이 바로 건강보조식품이다.

건강보조식품의 목적은 바쁜 현대인에게 식생활로 부족하기 쉬운 영양소를 충분히 공급해주는 데 있다. 건강보조식품을 섭취한 이후 몸의 불편한 증상들이 많이 해소되었다는 체험 사례가 많은 것을 보면 로저 윌리엄스 박사의 생명의 사슬 이론이 역시 옳다는 생각이 든다.

제6장

내 몸을 고치는 '신'

제6장

내 몸을 고치는 '신'

 병원을 찾은 환자들은 대개 의료인이 마치 신이라도 되는 것처럼 자신의 생명을 함부로 의탁하는 경향이 있다. 물론 현대의학이 질병 치료에 많은 기여를 하고 있는 것도 사실이지만 인체의 자연치유력이 없다면 의료인은 아무런 힘도 발휘할 수 없다.

 진정한 '신'은 바로 환자 자신의 인체이고 의료인은 그저 그 신이 제대로 활동하도록 돕는 메신저일 뿐이다. 그러므로 환자는 먼저 스스로를 믿어야 하며 그것을 토대로 해서 의료인의 견해를 받아들여야 한다. 의료인에게 전적으로 의존하면 환자와 의료인 모두에게 큰 부담이 되고 만다.

진정한 건강의 신은 자연치유력이다. 이러한 자연치유력은 매일 반복되는 식사와 생활습관을 통해 만들어진다. 따라서 우리가 매일 섭취하는 음식물에 부족한 영양소는 건강보조식품을 통해 보충함으로써 영양의 균형을 이뤄야 한다. 그것이 환자복을 입고 병원 침대에 누워야 할지도 모를 우리를 위해 가장 좋은 예방법이다.

"나는 그에게 붕대를 감아주었고 신이 그를 치료했다."
이것은 르네상스 시대의 가장 위대한 외과 의사였던 앙브로와즈 파레가 한 말이다. 이 말은 인간의 자연치유력을 강조하는 것으로 우리 몸 안에 내재된 신의 힘, 즉 자연치유력의 위대함을 잘 표현하고 있다.

건강의 비결은 병원이 아닌 식탁 위에 있다는 것은 평범한 진리다. 그러므로 우리는 약장에 진열된 약 이상으로 냉장고에 보관된 먹을거리가 중요하며, 의료인의 손에 쥐어진 청진기 이상으로 내 손에 쥐고 있는 젓가락이 중요하다는 사실을 깨달아야 한다. 또한 어떤 병원의 어느 박사에게 특진을 받는다는 얘기 대신 얼마나 건강하고 자연에 가까운 음식 재료로 먹을거리를 장만하고 있는지를 자랑해야 한다. 먹는 것이 곧 내 몸을 만들기 때문이다. 질병이 찾아온 다음에 치료하는 것보다 예방이 훨씬 더 중요하고 비용도 덜 든다는 것은 이미 알고 있는 얘기가 아닌가.

아무쪼록 아파서 후회하지 말고, 건강한 몸! 지킬 수 있을 때 지키기를 간절히 바란다.